AF322417

NOUVEL URÉTROTOME

COUPANT A DES PROFONDEURS VARIABLES,

D'ARRIÈRE EN AVANT, ET D'AVANT EN ARRIÈRE,

SUR CONDUCTEUR ;

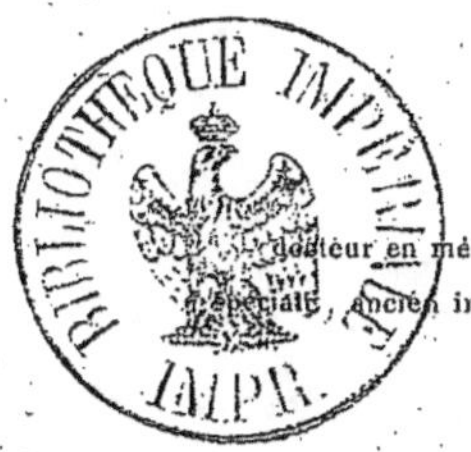

Par FÉLIX BRON,

docteur en médecine de la Faculté de Paris, professeur libre de pathologie
spéciale, ancien interne des hôpitaux de Lyon, lauréat de l'École de médecine,
membre de plusieurs Sociétés savantes.

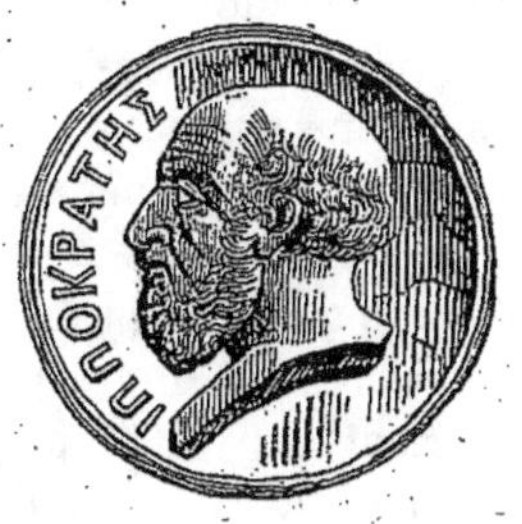

LYON

IMPRIMERIE D'AIMÉ VINGTRINIER

QUAI SAINT-ANTOINE, 35.

1859.

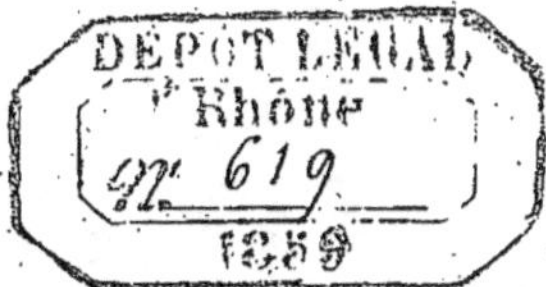

NOUVEL URÉTROTOME

COUPANT A DES PROFONDEURS VARIABLES,

D'ARRIÈRE EN AVANT, ET D'AVANT EN ARRIÈRE,

SUR CONDUCTEUR.

(Note lue à la Société impériale de médecine de Lyon,
séance du 21 mars 1859.

Peu de maladies sont plus fréquentes que les rétrécissements de l'urètre. Il en est peu aussi qui présentent, au
point de vue du manuel opératoire, des indications plus
nombreuses et souvent plus minutieuses. Mon intention
n'est pas d'aborder dans cette note la grande question du
traitement des rétrécissements ; je dépasserais la limite
que je me suis tracée. Je veux seulement parler du moyen
mécanique, de la difficulté qu'on éprouve à remplir, avec
les instruments que nous avons à notre disposition, les
indications qui se présentent, et proposer un nouvel
urétrotome, plus en rapport avec les besoins qui se font
sentir dans la majorité des cas. — Pour fixer les idées,
je vais passer rapidement en revue les urétrotomes le
plus généralement employés.

Amussat est un de ceux en France qui ont le plus préconisé l'incision du canal. L'instrument dont il se servait,
consistait en une tige volumineuse, sur laquelle il glissait
une enveloppe terminée en avant par une pointe armée

de six arètes saillantes. Ces arètes n'étaient pas protégées, de telle sorte que le canal pouvait être lésé. M. Reybard, dans le début, se servait d'une lancette cachée, et surmontée d'une tige conductrice, flexible, boutonnée, le tout renfermé dans une gaine.

Ces deux instruments sont abandonnés dans la pratique, mais ils ont donné naissance à l'urétrotome de M. Bonnet.

L'urétrotome de M. Bonnet se compose d'un fil métallique qui doit franchir le rétrécissement. Ce fil sert de conducteur à une tige percée longitudinalement et terminée par un renflement, où est cachée une lancette. La lancette est elle-même percée au centre pour donner passage au fil conducteur. De telle sorte qu'on a un instrument dont les trois parties constituantes sont superposées les unes aux autres.

Pour s'en servir, il faut d'abord pratiquer le cathétérisme avec le fil métallique. — Rien n'est plus difficile! Ce fil est long; il est mince; il glisse et tourne facilement dans les doigts; puis il s'accommode très-peu aux sinuosités du canal. — M. Bonnet avait reconnu cette première difficulté, aussi se servait-il, pour en faciliter l'introduction, d'une sonde percée par le bout, qui le conduisait jusque sur la lumière du rétrécissement. Ce premier temps accompli, on retire cette sonde conductrice, et on enfile l'instrument à la place. Au niveau du rétrécissement on fait saillir, à son extrémité, de près d'un centimètre, la lancette qu'il cache. Elle coupe l'obstacle en partie, et on achève la section en poussant l'instrument en masse, guidé sur le fil conducteur.

L'avantage que présente cet instrument est de ne pas faire de fausse route. Mais au point de vue opératoire, il laisse beaucoup à désirer.

Laissons de côté la difficulté du premier temps.—Quand on pousse la lancette, elle présente, à l'obstacle du canal, une large surface et un rebord saillant, au centre duquel vacille le fil conducteur. On pourrait, il est vrai, avoir un fil qui remplirait exactement l'ouverture centrale ; mais si l'on ne manœuvre aisément l'appareil dans toutes ses parties, on fausse le fil conducteur, et l'urétrotome ne peut plus fonctionner. Le rebord du trou de la lancette accroche d'abord, et déchire presque toujours avant que le tranchant ait pu sectionner. Puis, quand on pousse l'instrument pour achever l'incision commencée, comme le fourreau est plus large que la lancette, on déchire de nouveau le canal.

Avec cet instrument, rien ne mesure la section, ni rien ne la limite. Le guide seul est dans la main du chirurgien, qui peut souvent outre-passer le mal, par le fait d'une secousse involontaire.

M. Maisonneuve a fait, à la vue, un joli petit urétrotome à conducteur. Il consiste en une sonde cannelée, de 2 millimètres de diamètre. Sa forme et sa courbure sont celles de la sonde ordinaire. On l'introduit seule, puis on glisse dans la cannelure une lame adaptée au bout d'un mandrin. Elle fait corps avec lui, et est de forme arrondie. Elle saillit, au-dessus du fourreau, de 5 à 6 millimètres. — Elle parcourt ainsi à découvert toute la longueur du canal ; par leur élasticité, les parois saines doivent échapper à son action, et le rétrécissement, par la résistance qu'il offre, doit seul être incisé.

Si des sinuosités du canal ne permettent pas aux sondes rigides de franchir l'obstacle, M. Maisonneuve se sert d'une petite bougie fine et souple. Elle suit plus aisément les trajets tortueux. Une fois introduite, elle sert de conducteur à l'urétrotome, qui la pousse jusque dans la vessie, où elle se replie sur elle-même.

Cette addition est originale et vraiment utile. Bien des chirurgiens l'ont adaptée à d'autres urétrotomes. Mais l'instrument, en lui-même, est défectueux dans ce qu'il a de plus important. Si pour épargner les parties saines du canal, on ne donne à la lame qu'une légère saillie, le rétrécissement sera tout au plus éraillé. Si la saillie est suf-

fisante pour inciser l'obstacle, elle blessera indubitable-
ment le canal dans ses parties saines. Dans aucun cas,
d'ailleurs, une opération faite avec cet instrument ne
peut être définitive; l'incision n'est jamais suffisante. Elle
facilite l'introduction d'un instrument plus volumineux,
c'est tout ce qu'on peut en attendre : à ce point de vue,
ce petit instrument est précieux.

Les urétrotomes qui coupent d'arrière en avant, sont,
comme instruments, plus parfaits que ceux dont nous
venons de parler. Celui de M. Reybard est un de ceux qui
sont le plus généralement employés.

La lame est longue d'un centimètre et demi à peu près,
cachée dans une gaîne ; elle se soulève d'arrière en avant.
L'angle qu'elle forme avec sa gaîne est légèrement ouvert
en avant, et elle présente sur son côté tranchant des on-
dulations dans toute son étendue. — De chaque côté il y
a un ressort qu'on éloigne de la tige centrale avant de faire
saillir la lame. Ils sont destinés à tendre les tissus avant
de les inciser.

Comme idée, nous ne pouvons espérer mieux faire ; cet
instrument remplit à peu près toutes les indications. Mais
son volume est gros, et peu en rapport avec le genre de
lésions pour lesquelles il est destiné.

Il faut, avant de s'en servir, avoir recours à la dilatation ; et, sauf quelques cas exceptionnels, quand cet instrument passe, il est permis de songer à des moyens plus
doux que l'incision. — C'est là, le plus grave reproche
qu'on puisse lui faire.

Enfin nous avons l'urétrotome de Civiale, modifié par
Charrière. Il coupe d'avant en arrière, et d'arrière en avant.
C'est une tige métallique, au bout de laquelle est un ren-
flement latéral, terminé par un prolongement cannelé.
Ce renflement cache une lame semi-lunaire, qui est guidée
en avant par la rainure du prolongement. Quand on retire

la lame en deçà du renflement, elle se soulève sur elle-
même, et le dépasse de quelques millimètres.

Cet instrument est volumineux. Il est droit, par conséquent d'une manœuvre difficile chez bien des sujets. L'incision est toujours insuffisante quand on la fait d'avant en
arrière ; elle entame à peine le rétrécissement. Si l'on
veut pousser l'instrument après cette première incision,
comme le volume de l'olive n'est pas en rapport avec
l'élargissement produit, elle ne peut pénétrer plus avant,
sans faire une déchirure.

Si on veut couper d'arrière en avant, la surface de la
lame est telle, qu'elle accroche la muqueuse et la déchire
plutôt que de l'inciser.

Voilà, en quelques mots, les reproches qu'on peut faire
aux urétrotomes dont on se sert journellement. Ce qui
revient à dire, que ceux qui font des incisions suffisantes
et franches, sont des instruments dont on ne peut pas toujours se servir, à cause de leur volume ; et que ceux,
dont le petit diamètre permettrait un usage général, ne
peuvent, en aucun cas, faire des incisions nécessaires.

Le problème est donc toujours le même. Il faut que le
volume de l'instrument soit proportionné à l'étroitesse de
l'urètre, et qu'il fasse une incision assez profonde pour
que l'opération soit définitive. — Inciser un canal élargi
n'est pas chose difficile : l'urétrotome de M. Reybard remplit admirablement toutes les conditions voulues pour la
précision de l'opération. La section en elle-même est
parfaite. — Mais comme on ne se décide généralement
à cette opération que lorsque le passage est déjà fort étroit,
il en résulte que le volume de l'instrument n'est plus en
rapport avec la lumière du rétrécissement. De là, les
opérations irrégulières et incomplètes qui sont toujours
nécessaires en pareille occurence.

L'urétrotome que je propose a le volume et les avantages
de celui de M. Maisonneuve. Il a une forme qui assure sa

solidité; et on peut, avec lui, faire des incisions aussi profondes que le désire M. Reybard. Voici en quoi il consiste :

1° Le fourreau (G) qui enveloppe l'appareil et qui donne à l'instrument sa forme extérieure, est une sonde cannelée sur toute sa longueur, légèrement courbée à son extrémité, et conique.

La portion terminale a 2/3 de millimètre, le corps de l'instrument a 2 millimètres.

A son extrémité vésicale est vissé un petit renflement, qui donne, au premier coup-d'œil, l'aspect d'une sonde à tête. Ce renflement peut être changé à volonté, et remplacé par d'autres, d'un volume variable. Celui qui y est en permanence n'a pas un millimètre 2/3. On peut le remplacer par une bougie souple, ayant 2/3 de millimètre. Elle est destinée, dans les cas difficiles et exceptionnels, à servir de conducteur à l'instrument lui-même.

2° Deux tiges (T,T'), placées de champ, glissent, à côté l'une de l'autre, dans la rainure de cette sonde. Elles sont, à peu de choses près, de même longueur, mais elles se dépassent mutuellement, l'une en avant, l'autre en arrière, de près de 7 centimètres.

En avant, cet espace est rempli par deux lames (LL'), articulées entre elles; et par leur autre extrémité, aux deux tiges dont nous venons de parler. L'une et l'autre lame présentent une longueur de 3 centimètres 1/2.

En arrière, la tige externe (T') est libre.

Quand on exerce une pression sur cette dernière tige, pression qui tend par conséquent à la mettre au même niveau que la tige interne (T), les deux lames se soulèvent à leur point de jonction, font saillie de dedans en dehors, et forment immédiatement un triangle, dont deux côtés, toujours égaux, sont formés par les deux lames. Le troisième côté, formé par la masse de l'instrument, est plus ou moins grand, selon que la pression a été plus ou moins exagérée. — L'angle que forment les deux lames disparaîtrait, si cette pression arrivait à mettre les deux tiges au même niveau.

La tige externe (T') est graduée par millimètres. Un curseur (c), placé sur elle, limite le degré de saillie qu'on veut faire produire aux lames, et mesure l'ouverture de l'angle qu'elles doivent former.

La tige interne (T) est graduée par centimètres sur toute la longueur. On mesure ainsi le parcours qu'on veut faire faire aux lames ouvertes.

Le manuel opératoire, avec cet urétrotome, est le même qu'avec les autres instruments. On sonde le malade comme avec une sonde ordinaire. Le petit bouton terminal indique si on a franchi, ou non, l'obstacle. Et quand on a des données certaines sur le siége exact du rétrécissement, on procède à l'opération.

L'opérateur, placé à côté du malade, tient fixe et à poignée, d'une main la verge et la garde de l'instrument; l'autre main manœuvre les tiges intérieures qui font mouvoir les lames.

Quand on sonde un canal rétréci, deux circonstances peuvent se présenter : ou l'instrument franchit, ou il ne franchit pas l'obstacle. Dans le premier cas, l'opération se fait comme avec tous les urétrotomes qui coupent d'arrière en avant. Dans le second cas, quelquefois l'instrument bute, sans s'engager dans le rétrécissement, d'autrefois il s'insinue dans son ouverture sans pouvoir le franchir. — Mon urétrotome, par sa forme conique, peut toujours s'insinuer plus ou moins profondément. En faisant alors saillir les lames au devant de la coarctation, on peut l'inciser, dans toute son étendue, d'avant en arrière. La sonde cannelée guide l'incision. — Dans les cas rares où l'obstacle ne peut être franchi, même en partie, lorsque l'instrument bute contre lui, neuf fois sur dix la difficulté est due à un trajet tortueux, plutôt qu'à l'étroitesse absolue du rétrécissement ; presque toujours l'instrument, trop rigide, ne peut rencontrer la lumière. J'introduis alors préalablement une bougie souple en caoutchouc, ayant 1/3 ou 2/3 de millimètre. Elle suit les sinuosités du canal. Une fois introduite, elle sert de conducteur à l'instrument lui-même qui se visse à son extrémité. — J'utilise ainsi l'idée originale de M. Maisonneuve.

A moins d'oblitération du canal, mon urétrotome peut donc toujours, et dans tous les cas, être employé.

Mais l'opération ne consiste pas seulement à scarifier le rétrécissement; il faut encore que cette incision soit assez profonde, pour constituer une opération définitive.

Pour arriver à ce résultat, on donne aux lames un degré de saillie en rapport avec le profondeur qu'on désire donner à l'incision.

Au premier abord, des lames qui ont trois centimètres et demi de longueur et qui sont articulées sur un instrument aussi mince, peuvent inspirer des craintes. Mais en réfléchissant à leur position respective, à leur point d'appui réciproque, à leur obliquité, on se rassurera promptement.

Avant d'aller plus loin, je vais raconter les expériences cadavériques qui m'ont fixé moi-même sur le degré de confiance que je devais avoir.

1º Vieillard de 60 ans environ. J'ai lié la verge à sa racine avec un cordon que j'ai serré assez fortement pour empêcher le passage d'une sonde ordinaire. Après avoir franchi, avec mon urétrotome, le point rétréci, j'ai fait saillir en arrière les lames de près de 6 millimètres au-dessus du corps de l'instrument; puis, tenant la verge dans la main, j'ai tiré, dans une étendue de 9 centimètres, les lames ainsi ouvertes.

Quand j'ai vérifié le résultat de cette opération cadavérique, j'ai trouvé une incision, longue de 5 centimètres, superficielle à ses deux extrémités, et profonde au niveau de la ligature. — Dans ce point tout était incisé, sauf la peau.

2° Cadavre d'un adulte. Les mutilations qu'il avait su-
bies m'ont empêché de juger approximativement son âge.

J'ai lié fortement la racine de la verge près des bourses.
Je n'ai plus pu alors pratiquer le cathétérisme avec une
sonde de 3 milimètres. J'ai introduit mon urétrotome peu
au delà du rétrécissement artificiel. Au devant de lui, j'ai
fait saillir les deux lames à une hauteur de 9 millimètres,
et je les ai poussées... Tous les tissus ont été incisés ; y
compris le fil qui formait le rétrécissement artificiel.

Sur deux autres cadavres, j'ai eu, à quelques nuances
près, les mêmes résultats.

L'expérience peut se passer sous les yeux. Si on entoure
le cathéter d'un morceau de peau ou de linge, qu'on forme
ainsi un anneau autour de l'instrument, en faisant saillir
les lames, soit d'un côté soit de l'autre, quand elles arri-
vent au niveau de l'obstacle, elles le coupent sans l'*accro-
cher* ni le *tirailler*.

Voici donc deux ordres d'expériences qui prouvent que
l'instrument est solide (1). Comment en serait-il autrement,

(1) Outre ces opérations cadavériques, je cite plus loin trois opérations sur le vivant. Et au moment où j'écris ces lignes, je puis
citer un exemple de plus. C'est un malade que M. Barrier a opéré
dans la maison de santé de Mlle Delaunay, le 15 juin. J'assistais,
avec le docteur Magaud, à cette opération. Ce malade avait un rétrécissement des plus difficiles. Il était très-ancien, et compliqué de
beaucoup de fistules au périnée et sur les bourses. M. Barrier
avait résolu de faire l'urétrotomie externe, d'inciser tous les trajets
fistuleux et de cautériser avec le fer rouge. Bien des raisons moti-
vaient cette conduite. Mais, eu égard aux nombreuses complications
et à la difficulté d'avoir un conducteur pour inciser le canal, la première partie de l'opération consista en tâtonnements. Toutes les
bougies, sondes, stylets, de forme et de volume les plus variés,
avaient échoué, quand mon urétrotome passa. Pourquoi a-t-il passé,
là où d'autres instruments, à peu près de même forme, avaient
buté ? — Je ne sais, mais peu importe, il a franchi ; et M. Barrier en
a profité pour inciser l'obstacle. Il a eu dès lors un guide dans le
canal, pour la grave opération qu'il se proposait de faire.

puisque l'une et l'autre lame sont soutenues à leurs deux extrémités ; qu'elles sont placées de champ, et présentent à l'obstacle, par conséquent, une épaisseur égale à leur largeur? Dans aucune opération, l'instrument n'agit latéralement ; et tous, quels qu'ils soient, casseraient par le fait d'une manœuvre brusque ou fausse. — Si les lames faisaient une saillie en rapport avec leurs dimensions, nul doute qu'elles fléchiraient ; mais l'inclinaison qu'on est obligé de leur donner, assure à leur base un appui latéral. Quand l'incision est commencée, les parties sectionnées empêchent les mouvements de latéralité. Ne puis-je pas aussi invoquer la forme voûtée qu'elles affectent vis-à-vis du corps de l'instrument ?

Ces détails devraient être superflus, car la première condition d'un instrument, pour qu'il soit utile, c'est d'être solide. Je ne crois pas qu'un rétrécissement naturel présente plus de résistance qu'un rétrécissement artificiel, et je passerais rapidement sur ce point, si, tout d'abord et *avant d'être connu,* mon instrument n'eût été taxé de *dangereux.* *S'il n'a pas trois millimètres de diamètre, il n'est pas solide, et, s'il a trois millimètres, il a les mêmes inconvénients que les autres urétrotomes.* — Ce dilemme, s'il était généralisé, serait la plus belle et la plus formidable barrière que rencontreraient ceux qui veulent mieux encore ! Il entraîne cette idée que nous avons le *nec plus ultra* de la perfection opératoire.—Mon instrument est solide : j'en donne la preuve ; et, si je le compare aux autres uré-

Je cite ce fait en abrégé. Il prouverait peu en faveur de la solidité de mon instrument, s'il était isolé ; mais il est le huitième. C'est le *même urétrotome* qui m'a servi dans *toutes* les opérations ; et de plus, c'est le *premier modèle* qui a été fait ! Il a subi toutes les tourmentes d'un premier travail ; il a changé plusieurs fois de courbure ; il a été soumis à toutes les hésitations et à tous les tâtonnements inséparables d'une nouvelle création ! — S'il n'eût été solide, aurait-il résisté à tant d'épreuves ? — Aurait-il même pu fonctionner ?

trotomes les plus usités, je crois pouvoir affirmer qu'il présente plus de garanties. En effet, dans presque tous ces instruments, les lames sont articulées par une seule extrémité ; la pointe est soulevée par un onglet qui glisse sous elle, de telle sorte qu'elle forme un bras de levier dont la résistance est très-éloignée du point d'appui.—Est-ce cette disposition qui rassure le chirurgien ? — La lame supporte à elle seule toute la pression exercée : si elle se casse, elle se sépare complètement de l'instrument. Par sa forme pointue elle peut s'implanter dans les parois du canal. — Dans mon instrument, au contraire, les lames sont soutenues à leurs deux extrémités, qui sont l'une et l'autre arrondies ; la pression qui porte sur elles pèse entre deux points d'appui. En admettant la possibilité d'un accident, comme elles sont retenues par deux articulations, on ne peut moins faire que de les ramener. — Je laisse à chacun de dire, puisque *danger il y a*, quel est l'instrument dangereux, de l'un ou de l'autre ?

Le degré d'inclinaison des lames ne sert pas seulement à la solidité : c'est là sa moindre importance. Il est le garant certain d'une bonne et franche incision. Le retrécissement est déjà coupé en partie avant que la lame ait glissé tout entière sur lui. Cette disposition permet de développer moins de force : elle assure, par conséquent, plus de douceur dans le manuel opératoire. Car, *plus le tranchant est grand et incliné, et plus la section est facile.*

L'expérience journalière montre que cette facilité est d'autant plus grande que la résistance est plus rapprochée du point d'appui. Prenons un exemple vulgaire : si l'on veut couper un morceau de bois avec un couteau, plus la lame est perpendiculaire, et la pression rapprochée de la pointe ; moins la section est facile et nette. Plus, au contraire, l'angle formé par le couteau et le morceau de bois est ouvert, plus la pression a lieu près du manche ; et plus la section est franche et aisée.

A un autre point de vue, cette disposition des lames est encore avantageuse.

Le canal de l'urètre est formé par deux membranes, l'une interne, l'autre externe. Cette dernière est fixe et rarement malade. Elle est séparée de la membrane interne par un tissu aréolaire ; de telle sorte qu'une pression ou une traction exercée sur le rétrécissement, le déplace forcément en avant ou en arrière, par le seul fait du glissement des deux membranes l'une sur l'autre. Or, il n'est aucun urétrotome qui prévienne cet inconvénient. Tous présentent d'emblée à l'obstacle une large surface, ou un tranchant, à peu de chose près, perpendiculaire. La pression qu'on est obligé de faire, avant que l'incision soit possible, déplace fatalement le rétrécissement. Le canal alors est mâché et déchiré, presque toujours, plutôt qu'incisé. Le dilatateur que M. Reybard a adapté à son urétrotome prévient ce glissement. C'est un résultat heureux de l'étude approfondie qu'il a faite de cette question.

Avec l'urétrotome que je propose, l'incision n'intéresse pas aussi rigoureusement les différentes couches de l'urètre ; mais elle se rapproche du même résultat par la pression ménagée et graduelle.

La lame en s'insinuant dans le rétrécissement même, coupe tout d'abord les tissus les plus résistants. L'obstacle est entamé avant qu'il ait pu être déplacé ; et la pression, qui s'opère ensuite, va du centre à la circonférence, beaucoup plus que d'avant en arrière, ou d'arrière en avant. S'il y a un glissement des membranes les unes sur les autres, il est d'autant moins marqué que les lames sont plus longues et inclinées. C'est probablement cette idée qui a été la cause de la transformation en urétrotome du lithotome caché du frère Côme. Il est fâcheux que M. Maisonneuve n'ait pas calculé les dangers d'une exagération semblable.

A l'appui de ce que je viens de dire, voici des preuves pratiques.

Denis Buer, âgé de 43 ans, est entré à l'hôtel-Dieu le 15 février 1859, salle Saint-Philippe, 23. Son rétrécissement date de douze ans. Il a été traité à deux reprises à l'hôtel-Dieu de Lyon, par la dilatation, en 1853 et 1855, et à l'hôtel-Dieu de Marseille, par la scarification, en 1857.

Dans ces derniers temps, le jet est redevenu filiforme, tortillé et les besoins fréquents.

Ils ne peuvent cependant être immédiatement satisfaits. Le jet ne s'établit que lentement, et après d'énergiques contractions. Souvent Buer est obligé de s'accroupir pour les satisfaire.

En arrière des bourses, on sent un noyau dur sur le canal même. Le cathétérisme démontre un rétrécissement dans ce point, à une profondeur de quatorze centimètres. Il est très-difficile à franchir.

Jusqu'au 25 mars on a fait de nombreuses tentatives de cathétérisme. Elles ont été en grande partie nulles dans leurs résultats. A trois reprises seulement, on est parvenu à franchir le rétrécissement, mais jamais ce n'a été à la continue. C'était toujours un hasard heureux, qui permettait de pénétrer jusque dans la vessie. On a même reconnu qu'à l'étroitesse très-grande s'ajoutait une disposition tortueuse du conduit rétréci. — Une empreinte a fait reconnaître que la lumière était en bas.

Toutes ces données n'ont pu fournir le moyen de trancher la difficulté, et le rétrécissement est resté jusqu'au 29 mars aussi difficile à franchir. Bien plus, le cathétérisme est devenu de plus en plus douloureux, et a été, à trois reprises, suivi de violents accès de fièvre.

Le 29 mars, de nouvelles tentatives ont été faites avec plusieurs instruments. Elles ont été aussi infructueuses que les précédentes. Mon urétrotome seul, ce jour là, a pu franchir l'obstacle. Il n'a pu cependant arriver d'emblée jusque dans la vessie; la constriction qu'il éprouvait et la barrière qui existait au col vésical l'en ont empêché. Quoi qu'il en soit, c'était déjà une bonne fortune dont il fallait tirer parti, d'avoir pu pénétrer à cette profondeur;

aussi s'est-on servi de cette portion engagée, pour inciser d'avant en arrière, ce premier obstacle. Combinant ensuite un mouvement exagéré de bascule entre les jambes du malade, et une pression ménagée, comme le conseille M. Mercier dans les cas de ce genre, on a fait pénétrer jusque dans la vessie l'instrument devenu plus libre. Cette petite manœuvre, dont le succès eût été impossible si on avait eu à manier une tige droite, a permis d'avoir un conducteur dans toute l'étendue du canal. De nouveau alors, on a fait saillir les lames, cette fois à une hauteur de neuf millimètres, et on leur a fait parcourir d'arrière en avant le même trajet qu'elles avaient fait en sens inverse.—Cette section immédiate et complète a permis à une sonde à tête de sept millimètres, de parcourir le canal sans donner la moindre sensation de résistance, en aucun point.

On aurait pu faire passer une sonde plus volumineuse, si le méat l'eut permis. Comme il limitait trop le volume des sondes, qui devaient maintenir le degré de largeur obtenue, il a été, lui aussi, incisé. Mon urétrotome a été introduit dans la partie antérieure du canal. On a fait saillir, à une hauteur de près d'un centimètre, les deux lames qui ont été attirées ainsi en dehors.

Buer a eu dans la journée un accès de fièvre qui s'est accompagné de violents maux de reins. Le frisson a été fort, mais la période de sueur peu marquée. L'urine est sortie à plein canal. Il y a eu un suintement sanguin pendant deux heures : il s'est arrêté de lui-même.

30 mars. — Buer est abattu, sa peau est sèche ; on passe néanmoins une sonde pour maintenir le degré d'élargissement acquis. Une sonde Mayor de 8 millimètres parcourt tout le canal sans rencontrer d'obstacles.

Il n'est pas survenu de nouveaux accès, mais la peau est toujours un peu fébrile. Le malade urine largement par le canal. Son jet bien calibré est égal depuis le commencement de la mixtion jusqu'à la fin (1).

(1) On a passé tous les jours une sonde volumineuse pour main-

Dans cette observation, l'opération seule me préoccupe. Je crois donc inutile d'aller plus loin, je m'exposerais à répéter ce qui se passe après toutes les opérations du même genre, faites avec n'importe quel instrument. — Mais est-il possible d'avoir un malade plus difficile et un résultat immédiat plus concluant !

Rétrécissement dur, ancien, étroit, tortueux, profond, cathétérismes variés, impossibles, obstacle au col vésical, rétrécissement du méat, rien ne manque.

N'est-ce pas un vrai service qui a été rendu à Buer que d'inciser immédiatement, et assez profond pour n'y pas revenir, son rétrécissement qui gênait, depuis douze ans et de plus en plus, le cours de l'urine, et que la sonde ne pouvait franchir sans occasionner des accès de fièvre ? Aurait-on pu obtenir aussi rapidement le même résultat avec un autre instrument ? A coup sûr non. Pour l'inciser il aurait fallu avoir recours à plusieurs urétrotomes. C'est déjà une simplification.— L'opération aurait-elle été mieux faite ? C'est ce qu'il reste à prouver. Et pourquoi aurait-elle été mieux faite ? — Je ne me rends pas encore bien compte de la valeur de cette objection : *Il est préférable de se servir d'abord d'un petit instrument, puis d'agrandir l'incision avec un urétrotome plus volumineux.* Est-ce que l'opération est plus complète et moins dangereuse ? Je ne vois que ces deux raisons, et je les conteste. Dans la majorité des cas qui se présentent, peut-on soutenir que deux incisions entremêlées de cathétérismes plus ou moins nombreux, et surtout difficiles, avec des instruments d'un volume différent, ne présentent pas plus d'inconvénients pour le canal et pour le malade ?—

tenir le résultat obtenu par l'incision. Elle a eu aussi l'heureux effet de déprimer la valvule vésicale. L'excrétion de l'urine s'est toujours très-bien faite depuis. Buer est sorti de l'hôpital, guéri ; et pendant tout son séjour, soit par le fait de la section de l'obstacle, soit parce que les douleurs étaient moins fortes, aucun cathétérisme, depuis l'opération, n'a amené de nouveaux accès de fièvre.

Peut-on affirmer que les lames du second urétrotome ne
font qu'agrandir la première incision ? — qu'elle n'en font
pas une nouvelle, plus ou moins voisine et plus ou moins
déchiquetée ?— C'est bien à prendre en considération. Mais,
d'ailleurs, est-ce là le dernier degré de perfection ? Quel
est l'avantage d'avoir un arsenal d'instruments pour faire
une simple incision ? — J'attends qu'on me le démontre.

L'incision du méat nous a permis de juger *de visu* de
quelle manière les lames fonctionnaient. Elles se sont
avancées peu à peu, sans attirer le gland. On eut dit
qu'elles sortaient naturellement des tissus. Si la section
n'etait franche et facile, avant d'être partagé le gland
n'aurait-il pas été tiraillé ? Il aurait suivi les lames dans
leur progression. Or il est bien permis de croire que ce
qui se passe dans la partie antérieure, se passe aussi
dans la partie profonde.

Un autre malade, Albreck, âgée de 56 ans, avait une an-
cienne maladie des voies urinaires. Il avait une hypertro-
phie centrale des lobes latéraux de la prostate, d'où résul-
tait une incontinence continuelle d'urine. La vessie ne se
vidait jamais complètement : elle avait perdu son élasticité. Les urines étaient fortement catarrhales et fétides.
Le canal était dur ; à la sonde, il donnait presque la sensation d'un tissu cartilagineux. Les parois étaient épaissies
et revenaient difficilement sur elles-mêmes. Le gland était
induré dans toute son étendue et profondément ; il était
rouge, tuméfié et excorié par l'urine qui le baignait toujours. Le méat était étroit, admettait à peine une sonde
de 3 millimètres. Quand on la retirait, les bords se rap-
prochaient lentement, ou restaient béants.

Pour combattre le mal profond, il fallait que le passage
fût libre. On était aussi en droit du supposer, dans le
principe, alors qu'on ne pouvait explorer la région pros-
tatique, que le rétrécissement du méat était en partie
cause des désordres qu'on observait. La première indica-

tion alors, dans ces deux cas, était de l'inciser. C'est ce
qu'on a fait. (26 mars)

M. Barrier, chef du service où était le malade, s'est
servi pour cela de mon urétrotome. Deux sections ont été
faites, l'une d'avant en arrière, l'autre plus profonde
d'arrière en avant. Pendant que ces deux sections se faisaient, un aide tenait la verge fixe. Les élèves présents
ont pu juger avec quelle netteté elles ont été faites ! Il n'y
a pas eu le moindre tiraillement, soit d'un côté, soit de
l'autre, quand la partie la plus saillante des lames a franchi l'obstacle.......

Voilà donc deux ordres d'épreuves. Les unes se sont
passées sous les yeux ; elles répondent à celles dont nous
avons parlé plus haut, faites sur du linge ou de la peau.
Les autres ont eu lieu profondément dans le canal. Les opérations dont nous venons de raconter les détails sont bien
analogues à celles que nous avons faites sur le cadavre.
Dans aucune de ces opérations, nous n'avons eu à cons-
tater l'exactitude des objections suscitées par la crainte. De
telle sorte, que je crois pouvoir dire dès à présent, que mon
urétrotome, par sa forme et par son volume, peut être
employé d'emblée, même dans les rétrécissements les
plus étroits et les plus difficiles, et dans les rétrécissements rebelles à la dilatation.